DE

L'EMPLOI DES LIQUIDES

POUR

FRANCHIR LES RÉTRÉCISSEMENTS DE L'URÈTHRE

ET EN PARTICULIER

DU PROCÉDÉ PAR SIMPLE PRESSION HYDRAULIQUE

PAR

Félix GAURON

DOCTEUR EN MÉDECINE DE LA FACULTÉ DE PARIS

PARIS
ALPHONSE DERENNE
52, boulevard Saint-Michel, 52
1882

DE

L'EMPLOI DES LIQUIDES

POUR

FRANCHIR LES RÉTRÉCISSEMENTS DE L'URÈTHRE

ET EN PARTICULIER

DU PROCÉDÉ PAR SIMPLE PRESSION HYDRAULIQUE

PAR

Félix GAURON

DOCTEUR EN MÉDECINE DE LA FACULTÉ DE PARIS

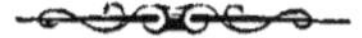

PARIS

ALPHONSE DERENNE

52, boulevard Saint-Michel, 52

1882

A MON PÈRE ET A MA MÈRE

Témoignage d'affection et de reconnaissance

A MON FRÈRE

A MA SOEUR

A MES PARENTS

A MES AMIS

A MON PRÉSIDENT DE THÈSE

M. LE PROFESSEUR F. GUYON

Professeur de pathologie externe à la Faculté de Médecine
Membre de l'Académie de Médecine
Chirurgien de l'hôpital Necker

DE L'EMPLOI DES LIQUIDES

POUR

FRANCHIR LES RÉTRÉCISSEMENTS DE L'URÈTHRE

ET EN PARTICULIER

DU PROCÉDÉ PAR SIMPLE PRESSION HYDRAULIQUE

> Franchir le rétrécissement est le but le plus important et souvent le plus difficile.....
> (VIDAL. *Union Médicale*, 1855, p. 372).

INTRODUCTION

Un chirurgien se trouve en face d'un malade porteur d'un rétrécissement de l'urèthre. L'examen méthodique du canal, pratiqué à l'aide d'explorateurs à boule de dimensions variables, indique qu'il existe un ou souvent plusieurs points rétrécis. Le plus étroit ne peut être franchi avec les bougies de gomme ou de baleine les plus fines. Quelle va être la conduite du chirurgien ?

Deux cas peuvent se présenter.

Dans le premier, de beaucoup le plus rare, la rétention est complète : l'urine distend outre mesure le réservoir vésical et réclame une issue immédiate. Le chirurgien n'a guère le temps d'essayer les moyens médicaux qui suffisent quelquefois, il doit intervenir promptement, en se souvenant toutefois « qu'un léger retard est encore préférable à une manœuvre fausse ou violente dans l'urèthre (1). »

Aussi, sans même songer aux dangereux instruments de Desault et de Boyer, non plus qu'aux petites sondes métalliques anglaises, aura-t-il recours à une ou plusieurs ponctions capillaires aspiratrices à la région hypogastrique. Leur innocuité est aujourd'hui parfaitement démontrée (2) et, parfois avec une seule, on hâte la résolution de l'état congestif des organes, laquelle permet l'issue de l'urine ou la pénétration de la bougie évacuatrice. En tous cas, la ponction pare sans danger aux premiers accidents.

C'est à dessein que nous omettons de parler d'une autre méthode de force, qui a été préconisée par quelques chirurgiens (Syme, Bœckel, Gouley)), nous voulons dire l'urétrotomie externe d'emblée, sans conducteur naturellement. Chacun connait toutes les difficultés d'un pareil procédé qu'on doit réserver aux rétrécissements ultérieurement démontrés infranchissables et ceux-ci sont fort rares quand le chirurgien et le malade peuvent patienter. Telle est en effet, la pratique de M. le professeur Guyon, qui disait dans une de ses leçons cliniques (12 décembre 1877) : « Depuis plus de dix ans que j'ai pris à l'hôpital Necker le service des maladies des voies urinaires, alors que j'ai

1. F. Guyon. *Leçons cliniques sur les maladies des voies urinaires* 1881, p. 108.

2. *De la ponction de la vessie à l'aide du trocart capillaire et de l'aspiration pneumatique*. Th. doctor. par J. Wattelet, 1872.

pratiqué 350 à 400 urétrotomies internes pour des rétrécissements, franchissables par conséquent, c'est à peine si j'ai eu l'occasion de faire huit ou neuf urétrotomies externes pour des rétrécissements *infranchissables* (six traumatiques, deux seulement blennorrhagiques).

Il existe encore un autre procédé qui permet de faire uriner des malades porteurs de rétrécissements infranchissables et atteints de rétention complète ; c'est cette petite manœuvre que M. Guyon a appelée le *cathétérisme appuyé*. Nous nous réservons d'y revenir longuement dans le cours de travail, puisque le procédé que nous préconisons n'en est pour ainsi dire qu'une variété.

Dans le second cas, le malade urine à très petit jet ou même goutte à goutte, mais il urine, quoique vidant incomplètement sa vessie. Les envies sont fréquentes ; tantôt l'urine s'écoule involontairement, tantôt, au contraire, c'est avec difficulté et à la suite d'efforts considérables que quelques gouttes parviennent à être expulsées. Mais, en somme, l'état général est passable ; ce malade peut attendre pendant quelques jours qu'on ait épuisé la série des méthodes de douceur destinées à franchir son rétrécissement. Malheureusement, les tentatives patiemment et prudemment réitérées transforment parfois les jours en semaines et les semaines en mois. Ne laisse-t-on pas ainsi à la cystite, à la pyélo-néphrite, etc., le temps de s'installer peu à peu et de venir singulièrement assombrir le pronostic ? Tout dernièrement (30 mars) à l'hôpital Necker, en présence d'un de nos malades dans l'urèthre duquel une bougie venait de pénétrer à l'aide de la pression hydraulique, l'auteur d'une thèse remarquable (1) à laquelle nous puiserons souvent dans le cours de ce travail, le Dr Édouard Martin, nous disait avoir mis l'an dernier plus de quatre mois à franchir un rétrécissement blennorrhagique. Chez le malade qui fait le sujet de notre observation I, toutes les tentatives sont demeurées infructueuses pendant plus de deux mois. Et de tels faits ne sont point rares.

Il est donc, croyons-nous, inutile d'insister ici sur les immenses avantages qu'il y a à faire pénétrer le plus tôt possible dans un rétrécissement un instrument même filiforme. C'est le seul moyen d'abord pour obtenir l'évacuation provisoire, et ensuite pour intervenir activement soit par l'urétrotomie interne, soit par la dilatation. Mais, faire pénétrer la bougie évacuatrice ou conductrice n'est pas chose facile en présence d'un rétrécissement qui, aux premiers examens, paraît infranchissable. Aussi, pour essayer d'arriver à ce but, les inventions plus ou moins ingénieuses n'ont pas manqué.

Nous ne citerons que pour mémoire les instruments rigides de Ducamp, de Voillemier, de Béniqué, de Mercier... Ils ne semblent pas avoir donné des résultats aussi satisfaisants que l'espéraient leurs auteurs ; ils sont à juste titre abandonnés aujourd'hui.

La bougie de cire mérite de fixer plus sérieusement l'attention : c'est un procédé qui a l'avantage d'être inoffensif et qui a souvent pleinement réussi. Hunter et Desault ont

1. Ed. Martin. *Étude clinique sur le traitement de quelques complications des rétrécissements de l'urèthre.* Th. doct. Paris, 1875, Prix Civiale, 1874.

préconisé la bougie de cire : Dupuytren, puis Velpeau ont basé sur elle leur théorie de la dilatation vitale. Civiale n'a vu dans leur action que la cessation du spasme dont les rétrécissements étaient, d'après lui, souvent atteints. Voillemier lui a attribué un effet inflammatoire et dilatatoire, qu'il est difficile d'admettre lorsque l'application dure seulement une heure ou une demi-heure, MM. Guyon et Thompson rapportent avec beaucoup plus de raison leurs succès à une action purement mécanique.

Quoi qu'il en soit, il est bien rare que l'application des bougies de cire permette l'introduction d'emblée d'une bougie fine. Sur les dix-huit observations de rétrécissements difficiles à franchir que M. Martin relate dans sa thèse, et dans lesquelles ce procédé a été employé, une seule fois (Observation VIII) la bougie a pu passer après la première application ; la moyenne varie de cinq à quatorze tentatives (Obs. IV). Or, comme les essais ne peuvent raisonnablement être renouvelés que tous les deux jours au maximum, nous obtenons de suite un total de dix à trente jours au moins, car souvent on est obligé d'interrompre les tentatives à cause d'accès de fièvre ou d'autres accidents.

Les injections forcées constituent en elles-mêmes une détestable méthode et c'est cependant en partie sur elles qu'est basé le procédé que nous allons étudier, mais avec des modifications telles qu'il ne reste pour ainsi dire plus rien de l'emploi des liquides comme Sœmmering, Reybard, Amussat... le comprenaient.

Depuis deux mois, nous avons été témoin dans le service de M. le professeur Guyon d'une série de faits, peu nombreux encore il est vrai, mais qui ne pourront, croyons-nous, qu'augmenter rapidement quand ils seront connus. C'est précisément pour les faire connaître que nous nous sommes décidé à choisir pour sujet de notre thèse inaugurale l'influence des liquides sur les rétrécissements de l'urèthre.

Que le savant chirurgien de l'hôpital Necker veuille bien nous permettre de lui offrir ici nos respectueux remerciements pour avoir daigné accepter la présidence de ce modeste travail. Nous croyons devoir aussi remercier son interne, M. R. Jamin, qui a attiré notre attention sur ce sujet, et nous a plusieurs fois aidé de ses bons conseils.

Notre thèse comprendra deux parties :

Dans la première, nous passons en revue, en les appréciant, tous les procédés par lesquels on a essayé, à l'aide de la pression des liquides, de franchir les rétrécissements de l'urèthre.

Dans la seconde, nous exposerons, avec observations à l'appui, les avantages du procédé que nous appellerons *par simple pression hydraulique*.

PREMIÈRE PARTIE

Des divers procédés dans lesquels les liquides ont été employés pour franchir les rétrécissements de l'urèthre.

Il nous a paru intéressant de rechercher dans les auteurs, et de grouper dans la première partie de ce travail, tous les procédés destinés à franchir les rétrécissements difficiles et basés en même temps sur l'action dilatatrice des liquides. Ce n'est pas que nous voulions préconiser quelqu'une de ces méthodes : loin de nous cette pensée, car toutes sont plus ou moins défectueuses et ont été à juste titre abandonnées par les chirurgiens. Les unes, en effet, ont été reconnues par l'usage complètement inefficaces ; les autres sont difficiles et presque impossibles à mettre en pratique ; d'autres enfin ont été condamnées comme réellement dangereuses.

A une certaine époque, quelques chirurgiens se sont disputé la priorité de l'invention des injections forcées. Peut-être pourrait-on en faire remonter l'idée première à ce chirurgien du XVIIe siècle, Théodore Turquet de Mayerne, qui n'injectait pas de liquide, il est vrai, mais qui insufflait de l'air dans l'urèthre pour vaincre des rétrécissements dans lesquels les instruments les plus fins ne pouvaient pénétrer. Singulière méthode à laquelle son inventeur lui-même n'avait pas toujours recours : en effet, appelé auprès du roi Henri IV, souffrant d'une rétention d'urine causée par un rétrécissement, on sait qu'il s'ouvrit un passage à travers l'obstacle avec un stylet piquant de jonc (*penguente scirpo*), pratiquant ainsi une véritable ponction de la vessie par l'urèthre. Il est vrai que, quelques mois après (5 décembre 1603), la Faculté de Paris déclarait Turquet indigne d'exercer la médecine, non pas tant pour l'opération dont nous venons de parler que pour avoir employé des moyens chimiques en détruisant ainsi la royale stricture à l'aide de bougies caustiques.

Mais, ce procédé de dilatation des rétrécissements par l'air ne rentre qu'accessoirement dans notre sujet. Nous avons cru cependant, sans y insister d'ailleurs autrement, devoir le signaler à cette place, comme ayant pu fournir plus tard l'idée de préparer avec d'autres fluides la voie uréthrale obstruée à recevoir des instruments plus ou moins rigides.

Suivre ici l'ordre chronologique pour étudier ces procédés nous a semblé préférable, puisque nous n'entreprenons en ce moment qu'une sorte de description historique.

1° PROCÉDÉ DE TRYE.

Ce chirurgien anglais est probablement le premier qui ait employé les injections dans le but que nous étudions. Il y a aujourd'hui près d'un siècle (1784), il publia un ouvrage (1) dans lequel, en traitant des rétentions d'urine dues aux strictures, il décrit, paraît-il, un moyen de les faire cesser à l'aide d'huile poussée avec force dans le canal.

Malgré nos recherches pour nous procurer ce livre, il nous a été impossible d'en consulter soit l'original, soit des traductions : nous n'en trouvons la mention et l'indication bibliographique que dans l'ouvrage de Sœmmering.

2° PROCÉDÉ DE SOEMMERING

Dans les premières années de ce siècle, l'Académie impériale de Vienne ouvrait dans toute l'Allemagne un concours pour un prix à décerner au meilleur travail sur les affections des voies urinaires. Une première série d'ouvrages fut adressée à l'Académie : celle-ci décida d'accorder seulement des encouragements à quelques auteurs. C'est alors qu'un savant bavarois, déjà illustre, S. Th. de Sœmmering envoya à la docte compagnie son *Traité des maladies de la vessie et de l'urèthre*, qui d'emblée emporta le prix.

Ce livre obtint, à juste titre, un immense succès. Sur la deuxième édition publiée en 1822 à Francfort-sur-le-Mein, H. Hollard fit une traduction française, parue en 1824. C'est d'elle que nous extrayons les lignes suivantes que leur brièveté nous engage à reproduire textuellement :

« Je n'oublierai pas de parler ici d'un procédé que je
« mis en usage sans savoir que Trye l'avait aussi employé :
« lorsque le rétrécissement est si fort, que la bougie la

1. Trye. — *An morbid retentions of urine*. Glocester, 1784.

« plus fine ne peut le franchir, j'injecte dans le canal de « l'huile d'olives ou de l'huile opiacée ; je ferme l'orifice « extérieur de celui-ci, et je cherche en pressant avec le « doigt, à faire passer le liquide plus avant ; je répète cette « manœuvre jusqu'à ce que la bougie puisse être intro- « duite. »

Cette manœuvre n'était évidemment pas dangereuse, du moins si Sœmmering, qui a négligé de nous l'apprendre, ne pratiquait pas une injection *forcée*. Reste à savoir si elle était bien efficace et si le succès est souvent venu couronner son ingéniosité. Nous serions assez volontiers porté à admettre que l'idée de force n'entrait pas dans l'intention de son inventeur, puisque c'est avec le doigt qu'il faisait progresser le liquide. De plus, le seul fait d'employer de l'huile *opiacée* laisse supposer que, dans la pensée de Sœmmering à la force mécanique devait se joindre une certaine action calmante et sédative, destinée à influencer heureusement le rétrécissement.

3° PROCÉDÉ DE BRÜNNIGHAUSEN

Nous ne signalons que pour mémoire les trois succès relatés par Brünnighausen dans son livre (*Traité des maladies de l'urèthre et de la vessie* 1824). Il aurait guéri trois rétrécissements de l'urèthre, en comprimant ce canal avec force derrière le gland au moment où le malade voulait uriner. Ce procédé (si toutefois on peut donner ce nom à une telle pratique), se distingue manifestement par sa grande simplicité ; mais on se demande comment il a pu arriver à *guérir* les trois rétrécissements dont parle

Brünnighausen. Cet auteur a dû certainement se faire quelque illusion sur ces cas; malheureusement, il ne nous donne sur eux aucun renseignement suffisamment précis.

Nous n'irons pas jusqu'à imiter la véhémence de Voillemier qui « ne mentionne que pour le blâmer énergiquement ce procédé étrange et dangereux. » Contentons-nous d'en admettre l'inutilité absolue, car nous ne le supposons guère capable de provoquer des ruptures de l'urèthre et surtout de la vessie, comme le veut Voillemier. Devant l'obstacle insurmontable déterminé par la pression de la main, nous croyons que la vessie cesse bientôt de se contracter et de pousser dans l'urèthre de nouvelles quantités d'urine, quand bien même le malade le voudrait. La vessie n'obéit pas en effet d'une façon tout à fait aussi aveugle que le piston d'une seringue forçant une injection à pénétrer avec violence dans l'urèthre. A notre avis, il faut faire sous le rapport de la gravité une différence notable entre les injections uréthrales mécaniques d'avant en arrière et cette sorte d'injection physiologique d'arrière en avant.

C'est quelques années après l'apparition des ouvrages de Sœmmering et de Brünnighausen que plusieurs médecins français imaginèrent presque simultanément différentes injections d'eau ou de mercure, destinées à franchir des rétrécissements uréthraux.

On comprend aujourd'hui assez difficilement, sinon en songeant à l'amour-propre des inventeurs, l'acharnement avec lequel chacun de ces praticiens revendiqua la priorité de date pour son procédé. Le premier cependant qui ait publié un travail sur ce sujet nous paraît être Fournier (d'Étampes) en 1827.

4° PROCÉDÉ DE FOURNIER (D'ÉTAMPES).

Ce moyen de franchir les rétrécissements de l'urèthre est longuement décrit par son auteur dans le *Journal universel des sciences médicales* de l'année 1827. Bien qu'il nous paraisse avoir dû être bien peu fertile en succès, tant à cause de son extrême complication et de son exécution difficile que par les réels dangers auxquels il expose les malades, il doit trouver ici sa place, et nous allons essayer d'en donner une idée.

Fournier se servait, pour opérer suivant sa méthode, de sondes droites métalliques (acier, argent, cuivre...) de dix pouces (27 centimètres et demi) de long, de deux à quatre lignes (4 et demi à 9 millimètres) de diamètre, dont les parois étaient très minces et qui se terminaient à leur extrémité vésicale par une olive et à leur pavillon par un anneau circulaire. Les yeux de ces sondes, situés au point de réunion de l'olive au reste de l'instrument, étaient taillés obliquement, de manière que leur orifice semblât être dirigé vers le pavillon.

Après avoir introduit ces espèces de sondes jusqu'au rétrécissement, on les fixe dans le canal par trois petits rubans, noués d'une part à l'anneau terminal du pavillon et d'autre part à une sorte de bague de caoutchouc placée autour de la verge près de sa racine. Cela fait, on roule autour du pénis, depuis l'endroit correspondant au rétrécissement jusqu'au bout du gland, un petit ruban assez serré pour faire disparaître tout intervalle entre la sonde et les parois uréthrales.

C'est alors qu'on injecte *avec force* dans cette sonde tantôt seulement de l'huile ou de l'eau, tantôt, lorsque le rétrécissement a paru très étroit, du mercure, dont on peut porter la quantité jusqu'à une livre et même davantage. « Le liquide injecté, dit Fournier, et particulièrement le mercure, sortant avec force des yeux de la sonde, s'infiltre entre cet instrument et les parois de l'urèthre et dilate d'autant ce canal. Je suis même ainsi parvenu à frayer de suite le passage de la sonde jusqu'à la vessie, dans laquelle je ne crains nullement d'injecter une très grande quantité de mercure, lorsque par la force de l'injection ce métal pénètre jusqu'à ce viscère ! »

S'arrêter à décrire les dangers d'une telle manière de faire est chose superflue. Si le rétrécissement n'était pas très résistant, le liquide métallique arrivait d'emblée sans grand avantage dans la vessie, où il pouvait séjourner fort longtemps avant d'être complètement expulsé. Il est vrai que là il ne produisait pas, comme on aurait pu le craindre, plus de désordres locaux que le mercure introduit autrefois dans l'intestin par quantités phénoménales pour faire cesser le volvulus. Mais, pour peu que la coarctation fût serrée et résistante, avec quelle facilité la paroi uréthrale devait-elle éclater et se déchirer sous l'effort violent de la pression métallique ! On voit d'ici les conséquences d'une semblable complication.

L'inventeur semble d'ailleurs avoir senti lui-même tous les inconvénients de son procédé par les injections forcées de mercure, puisqu'il a cherché pour parvenir au même but un autre moyen, qui malheureusement est encore moins bon que le premier. N'a-t-il pas imaginé, après avoir introduit dans le canal une sorte de tube métallique ouvert à ses deux extrémités, d'y faire descendre une série de petites boules d'ivoire ou d'argent enfilées dans un fil de soie. Si le poids de ces globules ne suffisait pas pour leur faire franchir le point rétréci, il fallait en faciliter la progression par des pressions méthodiques pratiquées avec les doigts sur la face inférieure de la verge et dirigées vers les bourses. Enfin on pouvait même les pousser avec force vers le rétrécissement avec une tige ou une sonde métalliques introduites dans le tube !

On sourirait volontiers de si plaisantes inventions, si l'on ne songeait à quels dangers elles exposaient le pauvre rétréci. Il est à croire heureusement qu'elles sont toujours restées à l'état de rêveries plus ou moins originales et qu'aucun malade n'a eu à en éprouver les effets.

5° PROCÉDÉ DE MOULIN.

Celui-ci est à rapprocher du précédent ; il nous semble d'ailleurs être destiné plutôt à déterminer une sorte de dilatation médiate d'un rétrécissement déjà perméable qu'à franchir un point rétréci où l'on n'a encore pas pu pénétrer. Aussi, ne lui consacrerons-nous que quelques lignes.

L'appareil nécessaire pour appliquer cette méthode se compose d'une sorte de sonde ou d'étui en gomme à parois très-minces et très extensibles ; son extrémité vésicale, sans yeux, est fermée et pointue. Son introduction n'est possible qu'à l'aide d'un mandrin. Vu sa forme conique et son peu de volume, on lui fait franchir la coarctation : on retire alors le mandrin et on adapte au pavillon une petite seringue d'Anel chargée de mercure. Celui-ci, injecté doucement, distend peu à peu les parois de la sonde, qui prêtent facilement et qui distendent à leur tour celles de l'urèthre. Au moyen d'un système d'obturation assez compliqué, on pouvait fixer à demeurer dans le canal la sonde ainsi distendue ; quand le malade voulait uriner, il la vidait, la retirait pour satisfaire son besoin et ensuite réintroduisait l'appareil comme précédemment.

C'était, on le voit et comme nous le disions plus haut, une injection de mercure déterminant une dilatation médiate, forcée et permanente d'un rétrécissement uréthral préalablement franchi. Nos recherches ne s'appliquant qu'aux strictures infranchissables, nous n'insistons donc pas sur ce procédé.

6° PROCÉDÉ D'AMUSSAT

C'est, paraît-il, vers 1825 qu'Amussat commença à employer les injections forcées, mais il attendit plusieurs années avant de communiquer à l'Académie les résultats de sa pratique. Du reste on ne trouve pas de renseignements bien précis sur sa méthode avant la publication de ses *Leçons sur les rétentions d'urine* par son élève, le Docteur Petit (de l'île de Ré), en 1832.

Son procédé reposait sur cette idée que le canal de l'urèthre n'est jamais entièrement oblitéré et que la rétention complète par rétrécissement est presque toujours occasionnée par un bouchon de mucosités qui obture la partie libre de l'obstacle ou par un caillot de sang engagé dans le point rétréci. Qu'un liquide introduit avec force vienne délayer ces matières et les repousser dans la vessie, la voie se trouvera rétablie.

Cette théorie qui peut passer pour quelque peu hasardée l'engagea à se servir d'injections forcées d'eau tiède, plutôt pour faire cesser la rétention que pour agir directement sur le rétrécissement lui-même.

Voici d'ailleurs le manuel opératoire qu'il indique :

« Le malade assis sur le bord du lit, les jambes appuyées sur deux chaises, le chirurgien introduit dans l'urèthre jusqu'au rétrécissement une sonde de gomme élastique flexible, d'un petit diamètre, ouverte à ses deux extrémités. Il adapte à cette sonde une seringue de gomme élastique préalablement remplie d'eau tiède et soigneusement vidée d'air, et dont le siphon présente une ouverture presque capillaire. Tout ainsi disposé, il serre fortement l'urèthre sur la sonde avec l'indicateur et le médius de la main gauche, tandis qu'avec la main droite il pousse brusquement le piston de la seringue. La résistance est quelquefois si grande que la force d'une main ne suffit pas ; le chirurgien place alors la main qui presse la seringue entre les deux genoux pour exercer une compression plus forte et par saccades. Le liquide ne pouvant ressortir de l'urèthre et lancé avec force contre le rétrécissement, pénètre bientôt dans son ouverture, repousse le bouchon de mucosités en arrière, et en engageant le malade à faire des efforts pendant l'injection, presque aussitôt l'urine coule goutte à goutte et peu après par un petit jet. Si la première injection ne suffit pas on en pratique une seconde, et même plusieurs autres, si cela est nécessaire..... »

On le voit, Amussat se préoccupait plus de son fameux

bouchon de mucosités que du rétrécissement. Cependant, un peu plus loin il ajoute :

« On peut continuer les injections et s'en servir comme d'un moyen dilatant, jusqu'à ce que le rétrécissement permette l'introduction des sondes... »

Bien limitée est notre confiance dans la puissance dilatatrice d'une colonne d'eau poussée tous les jours dans l'urèthre et nous avouons que la moindre des bougies ferait bien mieux notre affaire. Néanmoins, il faut convenir que, si dans son procédé on remplace la force par la douceur et l'instantanéité par la lenteur, il se rapproche singulièrement de celui que nous préconiserons plus loin. Il est vrai que ces deux changements suffisent pour transformer radicalement une méthode.

Et d'ailleurs, nous ne nous proposons pas précisément le même but. Amussat ne songe qu'à faire uriner son malade en débouchant la lumière de son canal obstrué. Nous voulons, nous, influencer le rétrécissement de telle façon qu'il se laisse franchir par un instrument, lequel tout en facilitant la miction, commencera la cure de la coarctation.

Les injections forcées d'Amussat ont été bien diversement jugées. Les uns, avec Voillemier qui qualifie ce procédé d'*idée heureuse* (1), ont pensé qu'on pouvait commencer par ce moyen, avant d'en arriver à d'autres plus sérieux pour les résultats, mais plus difficiles dans l'application. Les autres, de beaucoup les plus nombreux, ont été de l'avis de Civiale, qui s'est élevé avec force contre cette pratique ; il la dénonce dans ses livres comme déter-

1. *Traité des maladies des voies urinaires*. T. I, page 206.

minant des douleurs atroces dans le canal et des déchirures de l'urèthre. C'est précisément le point essentiel qui différencie totalement sa méthode de la nôtre, la brusquerie, qui est ainsi incriminée.

7° PROCÉDÉS DE REYBARD.

Nous disons *procédés*, car dans son livre qui obtint en 1852 le Prix d'Argenteuil de l'Académie de médecine, cet auteur décrit deux procédés qui lui sont propres, l'un avec le mercure, l'autre avec l'eau.

De l'avis même de Reybard, son procédé par le mercure était plus simple et plus efficace que l'autre. Il le pratiquait avec du mercure introduit dans le canal, en le versant simplement dans un tube métallique droit, long de 16 à 18 centimètres, large de 7 à 8 millimètres. Ouvert à ses deux bouts, ce tube pour être plus facilement introduit dans l'urèthre était alors muni d'un mandrin, qu'on retirait lorsqu'on voulait opérer.

Le mercure versé dans le tube, qui avait été préalablement conduit au contact du point rétréci, exerçait par son propre poids une pression très-forte et très-soutenue. Tous les jours on renouvelait cette petite opération, qu'on prolongeait pendant une heure, deux heures ou davantage suivant que le malade la supportait plus ou moins bien, car elle causait quelquefois, paraît-il, des douleurs extrêmement vives. Dans l'unique observation relatée par Reybard dans son livre, deux ou trois heures de pression quotidienne pendant dix-neuf jours consécutifs furent nécessaires pour franchir un rétrécissement qui avait résisté du reste à des tentatives de cathétérisme réitérées depuis plusieurs mois. Malgré cette lenteur d'action, l'auteur se croit autorisé à recommander cet expédient dans tous les cas où les moyens ordinaires ont échoué.

Dans le précédent procédé, on n'essayait de passer une petite bougie à travers le point rétréci qu'après avoir enlevé l'appareil à mercure. Dans son second procédé, tout restait en place et on opérait pour ainsi dire dans l'eau. Il suffisait de visser au pavillon de son tube une sorte d'entonnoir évasé, hermétiquement fermé par un couvercle : celui-ci était percé de deux ouvertures. Dans l'une passait une petite bougie flexible en gomme élastique qu'on essayait d'engager dans le rétrécissement ou tout au moins de maintenir à son contact. A l'autre orifice s'adaptait la canule d'une seringue remplie d'eau. Tout étant ainsi disposé, on injectait de l'eau dans l'appareil en poussant d'une main le piston de la seringue. En même temps de l'autre main, on essayait en manœuvrant la bougie libre dans le tube de lui faire franchir le rétrécissement. Reybard semblait beaucoup compter sur la puissance hydraulique pour vaincre l'obstacle et sur la force du courant d'eau pour entraîner et faciliter l'introduction de la petite bougie.

Cependant, l'auteur de ce procédé, qui n'est pas sans avoir quelques points de ressemblance avec le nôtre, ne tarda pas à l'abandonuer, accordant toute sa confiance au mercure agissant par son propre poids, ainsi que nous l'avons vu plus haut.

Ces deux procédés, il faut l'avouer, ont cet énorme avantage sur les précédents de ne pas employer la force. Dans l'un, on abandonne le liquide à lui-même ; c'est l'action seule de la pesanteur qui intervient ; il resterait, il est vrai, à régler exactement cette dernière, ce qui ne semble pas très facile. Dans l'autre moyen, suivant la recommandation de Reybard, « il ne faut pousser le « piston de la seringue que d'une manière lente et « continue, de façon à éviter les douleurs et les dangers « d'une dilatation trop brusque. »

Mais combien ces effets purement et exclusivement mécaniques sont différents de l'action que nous pourrions presque appeler physiologique, déterminée par le procédé que nous décrivons plus loin.

8° PROCÉDÉ DE THOMPSON

Comme presque toutes les inventions du célèbre chirurgien anglais, ce procédé mérite une place à part dans notre étude sur les différentes méthodes d'employer les liquides pour aider les instruments à franchir les rétrécissements difficiles. Sa pratique est en effet marquée du cachet de son esprit éminemment clinique. Aussi ne voulant pas nous contenter de l'édition française, si excellente qu'elle soit, de son *Traité des maladies des voies urinaires*, nous avons songé à consulter le texte même de son ouvrage sur le rétrécissement (1).

Voici le procédé de Sir H. Thompson :

1. Sir Henry Thompson. — *The pathology and treatment of stricture of urethra*. Londres 1858. — Nous devons à l'obligeance de M. Para, élève du service de M. le professeur Guyon, la traduction de ce passage que notre connaissance insuffisante de la langue anglaise ne nous permettait pas d'interpréter assez exactement.

Introduire aussi loin que possible dans l'urèthre le bout d'une petite seringue de verre, contenant 20 à 30 gr. d'huile d'olive pure, en ayant soin d'appliquer en même temps avec les doigts les lèvres du méat externe contre le bec de l'instrument. Cette dernière précaution est nécessaire pour empêcher le reflux du liquide au moment de l'injection. Celle-ci devra être pratiquée *lentement* en poussant *légèrement* le piston de la seringue.

L'huile pénètre ainsi peu à peu jusqu'au rétrécissement, distend modérément le canal en avant de lui, puis finit par le franchir. A ce moment, l'opérateur en est averti par ce fait qu'alors la résistance du liquide dans la partie antérieure du canal et au méat vient subitement à manquer. Lorsqu'on s'est ainsi assuré que l'huile a franchi la stricture et a même pénétré dans la vessie, on retire la seringue, mais en comprimant toujours le méat afin d'éviter la sortie du liquide qui se trouve encore dans l'urèthre.

La petite sonde d'argent (1), dont on avait jusque là vainement essayé l'introduction, passe alors la plupart du temps assez facilement, en raison de cette sorte de dilatation subie par la stricture sous l'influence de la pression liquide.

D'après le savant chirurgien de « University college hospital », ce procédé lui a presque toujours réussi, même

1. Nous n'avons pas besoin de rappeler ici que les Anglais se servent pour franchir les rétrécissements de sondes métalliques très fines, qu'on n'emploie guère en France à cause de leur rigidité incommode et parfois dangereuse, et qu'on remplace avantageusement par de très minces bougies flexibles en gomme élastique n°s 1, 2, 3... tortillées en vrille, coudées en baïonnette.....

dans les cas les plus difficiles, sauf cependant lorsqu'il y a beaucoup de sang dans le canal ou que les tissus sont déchirés. Il ajoute que plusieurs de ses confrères, l'ayant vu opérer ainsi, l'ont imité et le plus souvent avec d'excellents résultats.

Mais de l'avis de Thompson, outre cette distension mécanique de la stricture par la colonne d'huile qui la traverse, cette manœuvre présente un autre avantage, qui serait même, d'après lui, le principal : c'est de lubréfier dans toute sa longueur le canal rétréci. Il fait en effet remarquer avec beaucoup de raison, qu'avec la méthode ordinaire d'huiler ou de graisser d'une façon quelconque les instruments qui vont servir au cathétérisme, toute la substance lubréfiante a été pour ainsi dire essuyée, bien avant que la bougie ou la sonde atteignent le point rétréci. Il est vrai de dire que, la plupart du temps, le mucus naturel répond presque aux mêmes indications, avec une efficacité toutefois beaucoup moindre.

Ce procédé qui en pratique, il faut l'avouer, n'est pas souvent employé mérite cependant, il nous semble, d'être soigneusement noté.

Nous avons intitulé ce paragraphe « *Procédé de Thompson* » et cependant nous croyons faire œuvre de justice en revendiquant pour un de nos compatriotes la priorité de cette invention : ceci d'ailleurs ne saurait en rien diminuer les mérites de l'habile praticien d'Outre-Manche.

En juin 1847, six ans et demi par conséquent avant la première édition du livre de M. Thompson publiée en décembre 1853, paraissait à Paris un ouvrage de V. Perrève

(*Traité des rétrécissements organiques de l'urèthre*), dans lequel nous trouvons (pages 157 et 158) décrit tout au long le procédé d'injection huileuse dans le canal. Voici du reste le texte même de l'auteur, qu'il accompagne de figures représentant la sonde et la petite seringue dont il se sert.

« Enduire l'instrument de cérat ou d'huile pour en « favoriser le glissement dans toute l'étendue du canal est « un moyen suffisant de lubréfication dans les cas où « l'urèthre est libre de tout obstacle, et même dans la plu- « part de ceux où il est affecté de rétrécissement. Mais, il « est des circonstances où ce moyen est insuffisant : je « veux parler des rétrécissements spasmodiques ou fort « étroits. Ici, en effet, les rétrécissements étreignent l'ins- « trument, l'essuient en quelque sorte au fur et à mesure « qu'il les traverse et lui font perdre ainsi les bénéfices de « l'onction. Alors, à cause de ce défaut on voit souvent « le cathétérisme échouer complètement.

« Que faire donc pour prévenir ces insuccès du cathété- « risme dans le cas de rétrécissements fort étroits? Il faut « injecter de l'huile dans l'urèthre.

« Voici le petit appareil qui me sert à cet effet. Il con- « siste en une *sonde de femme*, longue de six pouces, « percée au centre de son extrémité vésicale d'un trou de « un millimètre, et d'une petite *seringue à injection*.

« Après avoir rempli plus ou moins la seringue d'huile, « on introduit le canon dans la sonde ; puis après avoir « poussé le piston, pour remplir celle-ci d'huile et en « chasser l'air qu'elle contient, on porte l'appareil dans « l'urèthre jusqu'à ce que l'extrémité vésicale de la sonde

« soit arrivée contre le rétrécissement. Cela fait, on *injecte* « dans le canal une plus ou moins grande quantité d'huile, « et si l'injection a été poussée avec quelque force, elle « pénètre le plus ordinairement dans le canalicule de l'obs- « tacle et arrive même dans la vessie.

« Le canal étant graissé de la sorte, on conçoit que si « les rétrécissements essuient l'instrument lors de son pas- « sage à travers leurs ouvertures, il sera lubréfié de nou- « veau par le canal, aussitôt qu'il franchira chaque rétré- « cissement..... »

Tous ces procédés, dans lesquels la pression liquide a été employée pour aider à franchir les rétrécissements de l'urèthre, nous ont assez longtemps arrêté pour que nous ne les examinions pas plus longuement. Sur chacun d'eux, nous avons donné chemin faisant, notre appréciation ; il est, croyons-nous, absolument inutile de nous appesantir davantage sur ce sujet.

Nous avons hâte du reste d'arriver au procédé qui fait le sujet principal de notre thèse et que nons préconisons parce que nous l'avons vu presque toujours suivi d'un succès aussi certain que rapide.

DEUXIÈME PARTIE

Du procédé par simple pression hydraulique.

Il nous serait fort difficile d'en tracer l'historique, car, malgré nos minutieuses recherches, nous n'avons pas pu découvrir l'auteur de ce procédé. M. le professeur Guyon nous avait engagé à compulser à ce sujet les livres spéciaux, revues, journaux, bulletins de la Société de Chirurgie, comptes-rendus d'autres sociétés ; nous l'avons fait, mais sans résultat.

Ce qu'il y a de certain, c'est que le savant chirurgien de l'hôpital Necker connaissait depuis plusieurs années ce procédé, lorsqu'en février dernier, à propos du malade de notre observation I, il fit installer par son interne, M. R. Jamin, le petit appareil bien simple que nous allons décrire et qui depuis lors a si pleinement réussi comme on le verra d'après nos observations.

CHAPITRE I

DESCRIPTION ET FONCTIONNEMENT DE L'APPAREIL.

Bien peu nombreux et bien peu compliqués sont, en effet, les instruments nécessaires pour appliquer ce procédé. Ce sont :

1° Un entonnoir,

2° Un tube de caoutchouc,

3° Une sonde à bout coupé,

superposés et unis l'un à l'autre dans l'ordre que nous indiquons. Le tout est rempli d'eau tiède à la température de 40° à 45° au moins.

Lors du premier essai de pression hydraulique à l'hôpital Necker, il s'est rencontré par hasard que la barre du ciel de lit, à laquelle sont attachées dans nos hôpitaux la cordelette et la poignée que chacun connaît, était élevée de 1 mètre 20 au-dessus du plan du matelas. Comme c'était un point d'appui tout trouvé, on lui a verticalement fixé l'entonnoir soit à l'aide d'une ficelle, soit avec quelques bandelettes de diachylon.

Le bec de l'entonnoir, étant légèrement conique, s'enfonce à frottement dans le bout supérieur d'un tube de caoutchouc ayant environ un mètre de longueur. Ce tube pend verticalement, et dans son bout inférieur pénètre le pavillon d'une sonde en gomme à bout coupé. Il est bon de les fixer solidement l'un à l'autre avec quelques tours de fil ciré.

L'appareil étant ainsi installé, on fait pénétrer la sonde préalablement huilée dans l'urèthre du malade, lequel doit être tout naturellement couché dans son lit. Il faut avoir bien soin d'enfoncer cette sonde *jusqu'au contact du rétrécissement.*

Cela fait, la main du malade tient sa verge modérément serrée sur la sonde pendant tout le temps que dure l'application, afin d'éviter le reflux du liquide entre les parois du canal et l'instrument. Une pression moyenne est suffisante ; elle ne fatigue pas trop les doigts du patient qui peut d'ailleurs changer de main s'il en éprouve le besoin. Mais, en même temps qu'elle est tenue serrée, la sonde doit être également maintenue enfoncée à la même profondeur ; car, nous le répétons, il est nécessaire qu'elle touche toujours le rétrécissement et par conséquent que le malade l'appuie d'une façon continue sur cet obstacle.

Par l'entonnoir, on verse alors l'eau tiède de façon à remplir tout l'appareil et l'on obtient ainsi une colonne liquide de 1 mètre 30 environ de hauteur, qu'on laisse pendant trois quarts d'heure ou une heure presser sur le rétrécissement.

Au bout de ce temps, le malade est ordinairement fatigué et le plus souvent demande qu'on lui retire l'appareil. Plusieurs de nos malades nous ont dit alors avoir parfaitement senti quelques gouttes de liquide chaud filtrer au travers du point rétréci et s'insinuer jusqu'à la vessie. Il pourra même se faire que certaines vessies intolérantes, à l'arrivée de cette surcharge liquide, se révolteront, et voudront expulser immédiatement leur trop plein.

Cette pénétration du liquide au travers du rétrécissement dépend évidemment du degré de striction de ce dernier. Ainsi, chez notre petit malade de l'observation III, en quelques minutes presque toute l'eau s'était engouffrée dans le réservoir vésical, ce qui le faisait notablement souffrir. C'est là une exception : car, chez lui, croyons-nous, l'impossibilité du cathétérisme tenait plus à la déviation qu'à l'étroitesse véritable du canal. La plupart du temps, c'est à peine si l'on constate un léger abaissement du niveau de l'eau dans l'entonnoir, preuve que la quantité de liquide ayant franchi l'obstacle est assez minime.

Lorsqu'après quarante à cinquante minutes d'application on enlève l'appareil, il faut avoir soin en retirant la sonde de presser modérément le gland entre les doigts de façon à laisser dans le canal une certaine quantité d'eau. Alors, on introduit avec beaucoup de douceur une de ces fines bougies (numéro 2 ou 3) tortillées, de Leroy d'Étiolles ou mieux collodionnées d'après la méthode de M. Curtis. Ordinairement, elle passe d'emblée ; sinon, on la retire d'un ou deux centimètres et, en lui faisant subir un léger mouvement de torsion entre les doigts, on tente de nouveau le passage. Cette manœuvre ne diffère d'ailleurs aucunement de celle préconisée à cet égard par Leroy d'Étiolles, Voillemier, Civiale et par M. Guyon. Plusieurs fois dans les cas qui sont relatés à la fin de notre thèse, on a pu arriver à franchir d'emblée le rétrécissement avec une bougie n° 2 ou 3, non courbée, absolument rectiligne : nous insisterons plus loin sur ce fait qui vient à l'appui d'une des théories touchant les modes d'action du procédé que nous défendons.

Quoi qu'il en soit, la bougie une fois passée doit être fixée à demeure suivant le mode classique. Deux brins de fil de coton sont fortement liés par leur milieu sur la bougie au point d'affleurement du méat : d'où, quatre chefs, à l'aide desquels on forme un petit appareil contentif venant enserrer lâchement le gland en arrière de sa couronne.

Il peut arriver que parfois on croie avoir franchi le rétrécissement, lorsque la bougie s'est simplement repliée au devant de lui, sans y avoir pénétré : c'est ce qui est arrivé la première fois pour notre malade de l'observation I. Mais, dans ces cas, outre cette sorte de sensation de ressort qu'éprouve la main du chirurgien, très souvent l'extrémité de la fine bougie repliée viendra ressortir au méat et lèvera ainsi tous les doutes.

Cette erreur est du reste facile à éviter ; il suffit de se servir de ces bougies armées employées pour l'urétrotomie interne. Elles sont aussi fines et peuvent tout aussi bien être tortillées et collodionnées que les autres. Mais, leur armature présente cet immense avantage qu'en y vissant de suite la tige métallique droite de Maisonneuve, on vérifie immédiatement la pénétration de la bougie qui doit alors s'enfoncer facilement en se repliant dans la vessie. La bougie armée, laissée à demeure, servira en outre à pratiquer quelques jours plus tard, si on le désire, l'urétrotomie interne. Si on préfère la dilatation, en la retirant, on pourra la remplacer ultérieurement par d'autres bougies de calibre augmentant progressivement. Enfin, dans tous les cas, la bougie devra être fixée à demeure pendant quelques jours ; elle permettra ainsi, la plupart du temps, au malade d'uriner plus aisément et de vider sa vessie, en même temps qu'elle modifiera presque toujours heureusement la stricture, la préparant à être traitée soit par la dilatation progressive, soit par l'urétrotomie interne.

Mais, reprenons en détail chacun des éléments qui constituent l'appareil à simple pression hydraulique.

1° *Entonnoir.*

L'entonnoir n'est pas absolument indispensable, du moins quant à sa forme et à sa capacité ; une loi de la physique, le principe de Haldat, nous apprend, en effet, que la pression liquide est indépendante de la forme des vases. Néanmoins, l'entonnoir est commode ; on y verse facilement l'eau destinée à remplir l'appareil. Lorsqu'on fit les premiers essais à l'hôpital Necker pour franchir par la pression hydraulique le rétrécissement de notre malade de l'observation I, on s'en trouva bien : on l'a conservé.

D'ailleurs cet entonnoir présente une portion rétrécie, son tuyau, qu'il est aisé de fixer, ainsi que nous l'avons dit, d'une part à un point d'appui (la barre du ciel de lit) par un lien quelconque, d'autre part au tube de caoutchouc sous-jacent par un fil ciré.

Tube de caoutchouc.

Comme l'entonnoir, ce tube a dans notre appareil une

importance beaucoup moindre que la sonde. Tous les modèles sont bons, quels que soient le diamètre de leur lumière et l'épaisseur de leur paroi. Il ne faudrait pas cependant qu'on se servît d'un tube capillaire dans lequel se produiraient des attractions moléculaires pouvant gêner l'action cherchée. Il est évident d'ailleurs qu'il n'en sera pas ainsi, puisqu'on doit pouvoir enfoncer dans ce tube d'une part le bec de l'entonnoir dans son bout supérieur, de l'autre le pavillon de la sonde coupée dans son bout inférieur. Rappelons que quelques ligatures avec un fil ciré devront ajuster hermétiquement ces diverses pièces.

Ce que nous tenons à établir c'est que la grosseur du tube est absolument indifférente. Dans nos observations on a employé un tube de huit millimètres de diamètre intérieur ; sa paroi avait un peu plus d'un millimètre d'épaisseur. Quant à sa longueur, elle a été d'un mètre environ, car nous avons raconté comment on avait été amené à fixer l'entonnoir à 1 mètre 20 à peu près du plan du lit. C'est pour cela que le tube ne dépassait pas un mètre ; il est en effet préférable qu'il tombe verticalement, sans s'incliner dans un sens ou dans l'autre, afin de ne pas diviser et diminuer par suite l'effet de la pression.

Mais il est de toute évidence que si l'on veut varier cette pression on pourra donner au tube une longueur plus ou moins grande ; nous nous expliquerons du reste plus loin sur ce sujet en discutant la pression convenable pour arriver au but désiré.

3° *Sonde coupée.*

La sonde en gomme à bout coupé a paru préférable à toute autre : ses parois offrent une certaine résistance, en même temps qu'une flexibilité suffisante pour s'incurver très-légèrement et arriver jusqu'au bulbe, lieu d'élection des rétrécissements difficiles à franchir. Un tube droit, métallique ou autre, remplirait jusqu'à un certain point à peu près le même office, car notre sonde n'est qu'un véritable tube, ouvert également à ses deux extrémités. Elle ne porte pas d'yeux, sinon le liquide refluerait entre l'instrument et les parois uréthrales.

Cette sonde a le même diamètre dans toute sa longueur et ne se termine pas par une extrémité un peu effilée. Cependant, s'il était plus facile de franchir avec un instrument de cette forme quelques points rétrécis de la portion pénienne, à la rigueur, et dans ce seul cas, on pourrait se servir d'une sonde dont l'extrémité vésicale serait légèrement conique.

Pourquoi donner la préférence à une sonde régulièrement cylindrique et de quel diamètre doit-on la choisir ? Ce point, à notre avis, est l'un de ceux qui, dans notre travail, mérite de fixer le plus sérieusement l'attention.

Tout d'abord, nous dirons qu'il faut prendre la sonde du calibre le plus gros que l'on pourra. Si l'on parvient à enfoncer dans l'urèthre jusqu'au point rétréci une sonde n°s 16, 18, 20 ou plus, cela n'en vaudra que mieux. Les parois du canal et celles de la sonde étant ainsi intimement appliquées l'une sur l'autre, on évitera plus sûrement que l'eau tiède s'insinue entre elles et vienne sortir au méat. C'est là un avantage incontestable, mais qui n'est point capital, puisque le malade peut suppléer à cette pression intra-uréthrale par celle de sa main serrant modérément sa verge pendant tout le temps de l'application.

On s'étonnera peut-être de nous voir préconiser l'usage d'un instrument pénétrant dans le canal à frottement dur et même forçant un peu les parois uréthrales, alors que M. le professeur Guyon, dans ses leçons, interdit formellement une telle pratique. Nous ferons remarquer que nous nous trouvons ici dans des conditions toutes différentes des cas ordinaires ; qu'après une urétrotomie interne, que pour laisser une sonde à demeure, que pour pratiquer la dilatation, on ne doive employer jamais que des instruments jouant librement dans le canal, c'est un fait qui n'est plus à contester aujourd'hui ; M. le professeur Guyon l'a péremptoirement démontré en maintes et maintes circonstances. Mais ici, la muqueuse uréthrale ne présente pas de solution de continuité, on ne cherche pas à dilater la portion antérieure du canal, enfin le temps d'application est très-court, puisque trois quarts d'heure suffisent généralement. On peut donc espérer que ces quelques instants ne produiront pas les accidents qu'on a à redouter du séjour prolongé d'instruments serrés dans l'urèthre.

Nous arrivons à la seconde et principale raison qui déterminera le chirurgien à se servir d'un instrument du plus fort diamètre possible.

Avec une grosse sonde, obtiendra-t-on une résultante de pression plus considérable qu'avec un instrument de petit diamètre ? Nous le croyons, puisque tout dépend de la hauteur de la colonne d'eau d'abord, mais aussi de la surface d'application de cette colonne, c'est-à-dire de l'orifice inférieur de la sonde en contact avec le rétrécissement.

Qu'on nous permette d'entrer ici dans quelques considérations purement physiques, qu'il est nécessaire d'exposer pour bien montrer les avantages d'une grosse sonde sur une plus fine au point de vue de la pression liquide (1).

Étant donné une sonde de diamètre intérieur connu, soit D, communiquant avec un réservoir d'eau, et la hauteur H qui sépare le niveau d'eau de l'extrémité ouverte de la sonde, déterminer le poids d'un cylindre d'eau qui aurait pour base la section de la sonde et pour hauteur la hauteur H.

Il est évident que le poids de cette colonne d'eau représentera la pression exercée par la masse liquide sur une surface obturant l'extrémité de la sonde. Il est non moins évident que le volume de ce cylindre représentera aussi son poids puisque la densité de l'eau est égale à l'unité.

Le volume de ce cylindre est représenté par la formule :

$$V = \frac{\pi H}{4} D^2$$

en conservant aux lettres les valeurs qu'elles avaient plus haut.

On voit donc que, puisque le rapport $\frac{\pi}{4}$ est constant :

1° *Si la hauteur* H *ne change pas*, le volume ou le poids

1. Nous tenons à remercier ici M. Reeb, interne en pharmacie à l'hôpital Necker, qui a bien voulu faciliter par son aide et ses conseils expérimentés la réussite des quelques expériences de laboratoire que nous avons entreprise sur les pressions liquides.

de l'eau variera *proportionnellement au carré du diamètre* D.

2° Si l'on se sert de la *même sonde* et qu'on *fasse varier la hauteur* H seulement, la pression variera *proportionnellement à la hauteur* H.

3° En faisant varier *simultanément le diamètre* intérieur de la sonde *et la hauteur* de la colonne d'eau, la pression variera *proportionnellement au produit de la hauteur* H *par le carré* (D^2) *du diamètre.*

Il y a donc avantage à employer le plus gros calibre de sonde possible, plutôt qu'à augmenter la hauteur de l'eau, car une petite augmentation de diamètre entraîne une augmentation de pression relativement beaucoup plus forte qu'une élévation du niveau d'eau.

Pour savoir quelles seront les pressions correspondantes à des diamètres successifs de sonde, nous n'aurons qu'à remplacer dans la formule précédente les lettres par leur valeur :

$$V = \frac{\pi}{4} \times H \times D^2$$

Dans le cas présent, les sondes étant graduées par tiers de millimètre, il s'en suit qu'on augmente D d'un tiers de millimètre chaque fois qu'on passe d'un numéro de sonde à un numéro supérieur. Prenons comme exemple le n° 15 dont le diamètre extérieur est $\frac{15}{3}$ ou 5 millimètres ; en tenant compte de l'épaisseur de la paroi qui est exactement d'un millimètre, nous obtiendrons pour le diamètre intérieur d'une sonde n° 15, la mesure de 3 millimètres ou $\frac{9}{3}$ de millimètre.

La formule devient, si $H = 1^m,30$ et $D = 0^m,003$:

$$V = 0,7854 \times 1,30 \times (0,003)^2$$
$$V = 0^{mc},0000091892$$
$$V = 9^{cc},189$$

Le poids de la colonne d'eau, dans ces conditions, est donc seulement de 9 grammes 189.

Enfin, on pourrait maintenant se rendre compte exactement et de suite de la pression avec une sonde de calibre quelconque.

Le calcul fait voir qu'on aura l'augmentation de volume ou de poids, ou de pression, exprimée en grammes comme plus haut, pour chaque différence d'un tiers de millimètre, en multipliant le volume précédemment déterminé par $\frac{19}{81}$.

Ainsi, pour la sonde n° 15, nous avons trouvé une pression de 9 grammes 189. Pour la sonde n° 16, qui diffère du n° 15 par un tiers de millimètre, on aura une augmentation qui sera

$$9,189 \times \frac{19}{81} = 2,155$$

Donc, pression totale avec une sonde n° 16 :

$$9,189 + 2,155 = 11 \text{ gr. } 344$$

et ainsi de suite.

Les avantages d'une sonde de fort calibre sont par ces calculs suffisamment démontrés, en théorie tout au moins. Mais, ainsi que nous le disions plus haut, des points rétrécis de la portion pénienne rendront parfois bien difficile, sinon impossible, l'introduction d'une grosse sonde. Dans ce cas, il faut se résigner à un numéro plus petit, capable de franchir les rétrécissements antérieurs, qui sont toujours, comme on le sait, les moins étroits. Notre expérience sur un tel sujet est vraiment trop insuffisante pour que nous osions trancher la question ; mais nous pouvons nous demander si, dans cette circonstance, la dilatation ou l'urétrotomie interne de ces rétrécissements antérieurs ne seraient pas indiquées, au cas où ils obstruraient très notablement la voie uréthrale en avant du rétrécissement infranchissable, au point de ne permettre que l'emploi d'une sonde fine (n° 8 ou 10 par exemple).

Dans ce qui précède, nous avons semblé exiger le contact absolu de la sonde avec le rétrécissement. C'est qu'en effet il n'est pas indifférent qu'il en soit ainsi ; nous l'expliquerons plus loin quand nous traiterons des différents modes d'action du procédé qui nous occupe. Dès maintenant néanmoins, nous pouvons dire qu'à notre avis l'introduction incomplète de la sonde dans le canal, à quelques centimètres seulement de profondeur, produira des effets moindres et il est facile de le comprendre.

Le liquide arrivant dans le canal et rencontrant l'obstacle bulbaire ou autre dont il ne parvient pas à franchir d'emblée l'étroite ou tortueuse lumière, ne pouvant d'autre part refluer par le méat fermé par la sonde et les doigts du malade, va inévitablement distendre l'urèthre en avant du rétrécissement et former là une sorte de poche liquide. Les parois saines de la portion antérieure du canal se laisseront en effet tout d'abord plus facilement dilater par l'eau que le tissu plus ou moins induré de la stricture. Nous n'incriminerons pas d'ailleurs outre mesure la formation de cette tumeur liquide, que nous croyons incapable de déterminer une rupture uréthrale, étant donné la faible pression sous laquelle on agit ; il en serait autrement si on poussait avec force le liquide au moyen d'une seringue, comme dans les anciens procédés. Mais il faut remarquer que par là même l'action au niveau du point vis, 'est-à-dire du rétrécissement, est précisément diminuée. Le liquide perd de sa force en distendant ainsi les parois de l'urèthre ; la pression dans cette cavité dilatable se disperse dans tous les sens, au lieu de se concentrer sur l'obstacle à vaincre. Il devient donc nécessaire d'augmenter la hauteur de la colonne liquide, en élevant l'entonnoir afin d'obtenir une pression plus forte que celle dont nous nous contentons.

Telle est la première raison qui engage à faire toucher le rétrécissement par le bout de la sonde. La seconde sera développée plus loin, quand nous montrerons qu'un des modes d'action de notre procédé peut être à juste titre approché de celui du *cathétérism e appuyé*.

4° *Liquide.*

Le liquide est aussi un des éléments constitutifs de notre appareil et il n'est pas le moins important : c'est lui qui à la fois prépare et franchit le premier le rétrécissement en s'insinuant peu à peu dans l'étroit défilé.

Dans nos cas, c'est l'*eau tiède* qui a été employée et nous pensons qu'il doit toujours en être ainsi.

La question de température étant mise à part, on n'a pas eu recours au mercure, qui, avec une hauteur de colonne beaucoup moindre aurait donné une pression égale et même supérieure. Nous avouons en effet que ce n'est pas sans une certaine appréhension qu'on doit se résoudre à laisser pénétrer dans la vessie une quantité quelconque de ce métal, dont on ignore totalement la date possible de sortie.

Quant à l'huile, elle serait sans doute préférable et donnerait satisfaction au désidératum exprimé par sir H. Thompson au sujet du graissage des bougies. On conçoit la facilité d'un cathétérisme dans un canal préalablement huilé en avant et en arrière du rétrécissement. Selon nous, l'huile aurait en revanche deux inconvénients : d'abord, sa densité étant sensiblement inférieure à celle de l'eau nécessiterait une plus haute et certainement gênante colonne de liquide ; en outre, avec elle on s'exposerait constamment à salir le lit et les vêtements soit du malade, soit du chirurgien, ce qui n'est pas à craindre avec l'eau.

Quel que soit le liquide employé, notre opinion est qu'il doit être au moins tiède, sinon chaud ; il est nécessaire que sa température dépasse de quelques degrés celle du corps et atteigne 40° au minimum. Nous en exposerons plus loin tout au long le motif absolument capital, d'après nous.

Après avoir passé en revue les différentes pièces constituant l'appareil à simple pression hydraulique et après avoir étudié le fonctionnement de chacune d'elles, il nous reste, avant de produire nos observations, à exposer en détail l'idée que nous nous formons de ses divers modes d'action. Que nos théories sur ce sujet soient justes et basées sur des faits, nous en avons l'intime conviction et nous allons essayer de le prouver.

CHAPITRE II

DIFFÉRENTS MODES D'ACTION DU PROCÉDÉ PAR SIMPLE PRESSION HYDRAULIQUE

Comment agit le procédé dont la mise en pratique si facile et si inoffensive amène les excellents résultats consignés dans les observations relatées à la fin de notre thèse? Pour être complet, c'est le seul point qui nous reste à étudier et à essayer de mettre en lumière.

Cette action favorable s'exerce, à notre avis, suivant plusieurs modes qu'il nous faut examiner successivement.

Si nous avons appliqué à ce procédé la dénomination de *procédé par simple pression hydraulique*, c'est que le liquide joue par son propre poids un rôle important dans sa réussite. Il est à remarquer que nous disons *important* et non *principal*, comme son titre semblerait l'indiquer. Mais cette appellation, dont nous nous sommes contenté, suffit à désigner cette méthode ; sans cela, plusieurs lignes seraient nécessaires pour détailler les différents phénomènes qui se produisent au niveau du rétrécissement.

Et tout d'abord, est-ce uniquement la pression liquide qui entre en jeu pour franchir la stricture? Nous ne le pensons pas. Certes, elle a bien sa part dans le résultat final, et nous avons ailleurs prouvé l'importance que nous lui accordons en discutant plus haut les différents calibres de sonde à employer et en recommandant de choisir le plus gros que l'on pourra.

Pascal, dans ses expériences a pu, on le sait, faire éclater un tonneau plein d'eau par la pression de quelques grammes de ce liquide arrivant à l'aide d'un tube mince, mais très-long, dans ce récipient. Aussi reconnaissons-nous une réelle puissance à ces 11 ou 12 grammes d'eau constituant la colonne liquide d'une sonde n° 16 par exemple. Si nous avons cherché à l'augmenter en faisant varier le diamètre de la sonde plutôt que la hauteur de la colonne, c'est pour ne pas être obligé d'élever notre récipient à plusieurs mètres au dessus du lit, manœuvre assez difficile en pratique, d'autant que par notre moyen nous obtenions un accroissement sensiblement plus considérable.

Ce n'est pas à dire pour cela que nous désirions une pression *forte*, ni surtout *violente*, telle qu'on la déterminait jadis avec les seringues, nous nous sommes expliqué sur ce point en étudiant les anciens procédés. Nous croyons au contraire qu'une pression modérée comme celle que nous employons, suffit pour aider à franchir le rétrécissement dont nous voulons ouvrir et non forcer l'entrée. Toute manœuvre de force, quelle qu'elle soit, est absolument rejetée à l'heure actuelle, lorsqu'il s'agit de traverser un rétrécissement.

La pression hydraulique a donc, pour nous, une action incontestable, modérée, mais suffisante pour que, jointe à d'autres éléments, elle conduise ainsi au but cherché.

A la pression liquide, dans le procédé tel que nous l'avons décrit, vient s'en ajouter une autre ; c'est celle de l'extrémité de la sonde que, durant tout le temps de l'opération, on maintient appliquée contre la stricture. Ce contact a d'abord pour but, nous l'avons vu, d'empêcher autant que possible le reflux de l'eau et la formation d'une poche liquide au devant de la coarctation. Mais, en outre, n'agit-il pas dans une certaine mesure à la façon de cette petite manœuvre bien simple, bien inoffensive et souvent bien efficace que M. le professeur Guyon a appelée le *cathétérisme appuyé* ?

On connaît toutes les théories basées sur ce simple fait que l'extrémité mousse d'une bougie de cire, d'une bougie en gomme conique-olivaire ou même d'une sonde d'argent mise en contact pendant une heure ou deux avec un rétrécissement infranchissable permet parfois d'emblée le passage d'un instrument ou l'issue de l'urine. Depuis la dilatation vitale de Hunter, Dupuytren, Velpeau...., jusqu'à la dilatation inflammatoire de Voillemier, sans oublier la théorie du spasme de Civiale, bien des hypothèses ont été émises. Aujourd'hui, MM. Guyon et Thompson ne voient là qu'un effet mécanique. Nous nous rangeons d'autant plus volontiers à l'opinion de ces deux maîtres éminents qu'il est facile de comprendre comment le bout de l'instrument déplisse et ouvre largement l'antichambre du rétrécissement ; quelquefois même il semble ramener vers l'axe du canal l'ouverture plus ou moins déviée latéralement de la stricture, ce qui explique la relative facilité du cathétérisme avec une bougie non tortillée.

Les bougies de cire ont, dans ce cas, l'avantage d'insinuer leur extrémité, qui s'amincit par la chaleur et la pression, dans l'orifice rétréci et de l'y enfoncer de plus en plus. Mais, l'eau tiède dont nous nous servons, ne remplit-elle pas aussi bien, sinon mieux, cet office? Nous avons établi du reste la comparaison des deux procédés, d'après les observations de la remarquable thèse du Dr Ed. Martin (voy. page 9) et on a pu voir que la différence était en notre faveur.

Enfin, un mode d'action qu'on ne rencontre pas dans les procédés ordinaires et qui contribue, croyons-nous, dans une assez large mesure au succès du nôtre, c'est l'emploi de l'*eau tiède*. Dans ce qu'on a appelé les moyens médicaux, les bains chauds entrent en première ligne ; tous les matins, on y envoie le malade, et avec le repos, les cataplasmes, les lavements, les opiacés, on parvient parfois au bout d'un temps plus ou moins long à franchir un rétrécissement qui avait résisté jusque là. N'est-ce pas à une sorte de bain local, de bain interne que nous soumettons nos rétrécis? Nous rapportons donc une certaine part de nos réussites à la température du liquide et nous pourrions invoquer, à l'appui de notre opinion, les trois échecs éprouvés chez notre malade de l'observation I. Pour cet homme, dans les premières tentatives, on se sert d'eau froide et l'on n'arrive à aucun résultat, la quatrième fois, on prend de l'eau chaude et l'on passe.

Dans cette efficacité de l'eau tiède, nous ne voulons pas voir un effet antispasmodique. On sait que le spasme uréthral, dont on ne peut pas nier l'influence dans certains cas de cathétérisme difficiles alors que l'urèthre est sain ou légèrement irrité, n'a pas une action aussi marquée que l'ont admis quelques auteurs pour arrêter une bougie filiforme devant un rétrécissement organique bien confirmé.

Peut-être devrait-on rattacher l'heureuse influence de l'eau tiède à une sorte de modification physiologique du rétrécissement ; peut-être la résistance plus ou moins fibreuse de la stricture se ramollit-elle, pour ainsi dire, à son contact? Nous n'osons l'affirmer, tout en demeurant convaincu que la température de l'eau est une des conditions de réussite de notre procédé (1).

1. Au moment de livrer notre thèse à l'impression (24 avril), nous avons connaissance d'un travail qu'un de nos amis, M. Vandenabeele, interne à l'asile national de Vincennes, publie en ce moment dans le *Journal de Thérapeutique*. Dans les deux premiers articles parus, il ne traite que du lavage de la vessie à l'aide d'un syphon, comme certains chirurgiens, entre autres Zeissl (de Vienne), l'ont déjà pratiqué (*Wien. med. Wochenschr.* 1874, n° 51 et *Centralblatt f. chir.* 1875 n° 7).

Dans le prochain numéro, il abordera un sujet qui se rapproche du nôtre et qu'il intitule : « Influence de la pression des liquides sur les rétrécissements de l'urèthre. »

Notre ami a bien voulu nous communiquer oralement quelques détails sur son procédé ; mais nous avons pu juger, d'après ces renseignements, que sa méthode et celle que nous venons de décrire différaient très notablement, aussi bien comme principe que comme application.

OBSERVATIONS

Observation I

Rétrécissement blennorrhagique demeuré infranchissable après plusieurs mois de tentatives réitérées et franchi après quatre séances d'une heure de pression hydraulique.

Le nommé P... Gustave, 34 ans, tisseur, du département de l'Aisne, entre le 5 décembre 1881 à l'hôpital Necker, dans le service de M. le professeur Guyon, salle Saint-Vincent, n° 17.

Blennorrhagie unique en 1870 : elle a duré trois ou quatre mois et, au bout de ce temps, une goutte matinale lui a succédé pendant plusieurs années.

En 1876, alors que le jet d'urine avait diminué de volume depuis quelque temps déjà, rétention d'urine qui disparaît après quelques jours de cathétérisme pratiqué à l'aide d'une petite sonde. Même chose l'année suivante.

En 1878, le malade commence à avoir habituellement quelque peine à uriner : de temps en temps ces difficultés s'exagèrent pendant cinq à six jours, en même temps qu'apparaissent des symptômes de cystite.

Enfin, au commencement de décembre 1881, il est envoyé à l'hôpital Necker par son médecin, qui, ainsi que plusieurs de ses confrères du département de l'Aisne, avait inutilement essayé pendant quelques semaines de franchir son rétrécissement.

A son entrée, le malade raconte qu'il a eu déjà plusieurs accès de fièvre à la suite des tentatives de cathétérisme si nombreuses qu'il a subies. Aussi, après avoir constaté l'existence de son retrecissement à la portion périnéo-bulbaire, comme son état ne semble pas autrement inquiétant, comme il urine, goutte à goutte il est vrai et ne vidant pas complètement sa vessie, M. Guyon le laisse au repos pendant quelques jours en lui prescrivant un grand bain tous les matins.

Au bout de ce temps et pendant les mois de décembre et de janvier, tous les deux ou trois jours, M. le professeur Guyon essaye vainement de franchir le rétrécissement : bougies collodionnées de toutes formes, bougies de baleine, applications de bougies de cire sont successivement et inutilement employées. Plusieurs fois cependant il avait semblé qu'une petite bougie de baleine s'engageait un peu dans le rétrécissement.

Le 3 février, on installe au lit du malade le petit appareil à pression hydraulique pendant une heure le matin et une heure le soir. Après chaque séance, tentatives pour passer aussi infructueuses que précédemment : le malade prétend cependant qu'il sent très nettement pendant les séances quelques gouttes d'eau froide franchir son rétrécissement et pénétrer dans la vessie.

Le 4 février. — On ne fait qu'une seule séance d'une heure de pression, sans aucun résultat : on emploie encore l'eau froide.

Le 5 février. — Quatrième séance de pression hydraulique ; cette fois on remplit l'appareil avec de l'eau à 42° ; au bout d'une heure, l'appareil est retiré et M. Guyon parvient à introduire avec beaucoup de difficulté une petite bougie fine, tortillée et collodionnée, qu'on fixe à demeure immédiatement.

Le lendemain, 6 février, M. Guyon ayant quelques doutes sur la pénétration réelle de la bougie, la retire et constate en effet qu'elle n'avait pas franchi le rétrécissement et s'était repliée : un peu d'écoulement puriforme par le méat. Une nouvelle tentative est faite de suite avec une autre bougie fine, mais garnie à son extrémité d'une armature métallique, sur laquelle on peut visser la tige de l'urétrotome de Maisonneuve. Cette fois, on est certain que la bougie a bien réellement franchi le rétrécissement et pénètre dans la vessie.

On laisse à demeure cette petite bougie armée qui sert le 11 février à conduire la tige de l'urétrotome. A cette date en effet on pratique l'urétrotomie interne, sans incident digne d'être noté.

La dilatation ultérieure se fait assez lentement à cause d'une poussée de néphrite qui dure quelques jours. Néanmoins, au bout de six semaines, le 15 mars, le malade quitte l'hôpital complètement guéri, urinant à plein canal : celui-ci admettait depuis plusieurs jours très-facilement les bougies Béniqué nos 43 et 44.

Ce premier succès de l'appareil par simple pression hydraulique, auquel nous avons assisté, nous frappa vivement. L'état de ce malade était réellement sérieux ; à plusieurs reprises, dans son pays et à l'hôpital, il avait eu des accès de fièvre inquiétants, chaque fois qu'on prolongeait un peu les tentatives pour franchir son rétrécissement. Il devenait véritablement urgent d'intervenir d'une façon quelconque. Grâce à notre procédé, cette interventian fut aussi rapide qu'efficace et inoffensive.

Rappelons néanmoins, comme nous l'avons déjà dit dans le cours de notre thèse, que l'on se servit tout d'abord d'eau froide, et que c'est à la quatrième séance seulement qu'on employa l'eau chaude. On a pu voir, d'après les détails de l'observation, les résultats de ce changement de température de liquide.

Observation II

Rétrécissement traumatique, datant de sept semaines, infranchissable, les bougies de cire et la pression hydraulique ont échoué. — Urétrotomie externe sans conducteur. — Guérison.

M..... Edmond, 33 ans, papetier, entre le 11 janvier 1882, à l'hôpital Necker, dans le service de M. le professeur Guyon, salle Saint-Vincent, n° 21.

Le 27 novembre dernier, cet homme est tombé à cheval sur un treillage : le coup porta sur le périnée, en arrière des bourses, sans qu'il se produisit de plaie, ni de tuméfaction à ce niveau, mais douleur extrêmement vive au moment de l'accident et immédiatement écoulement de sang par l'urèthre avant la première miction. Celle-ci qui eut lieu dix minutes après la chute fut assez facile, mais détermina cependant une sensation de brûlure dans tout le canal. Il en fut de même pendant les deux jours que durèrent les urétrorrhagies : le sang coulait en effet par le méat goutte à goutte, comme une épistaxis, dans l'intervalle des mictions. Cet écoulement de sang s'étant arrêté au bout de quarante-huit heures, les urines redevinrent absolument claires et ne déterminèrent plus de cuisson en parcourant le canal. Ecchymose assez vaste à la région périnéale pendant les jours qui suivirent l'accident, et s'étendant surtout vers la gauche, bien que le coup ait porté à peu près sur la ligne médiane autant que le malade peut se le rappeler.

Rien à noter jusqu'au 20 décembre, c'est-à-dire vingt-trois jours après l'accident. Ce jour là, le malade s'aperçut qu'il avait quelque difficulté à uriner, en ce sens qu'il était obligé de pousser un peu au commencement de la miction et que son jet d'urine semblait diminué de volume.

Ces phénomènes allèrent en s'accentuant, en même temps que les envies d'uriner devenaient plus fréquentes, jusqu'à la fin de décembre. A ce moment, le malade étant même resté plusieurs heures sans pouvoir uriner, fut sondé avec une sonde-bougie n° 10 ou 12 (?), on n'essaya pas alors d'introduire un instrument plus volumineux.

Après ce cathétérisme, les mictions redevinrent possibles, mais très fréquentes et très pénibles ; il n'existait plus de jet et l'urine ne s'écoulait que goutte à goutte. Un second cathétérisme tenté quelques jours après le premier fut impossible : il est vrai qu'on se servit de la même sonde que la première fois, et qu'on n'essaya pas d'en passer une plus fine.

A l'entrée du malade, le rétrécissement, que ces renseignements permettaient de diagnostiquer, n'admet aucune bougie même filiforme sont tortillée, soit en baleine. Toutes sont arrêtées dans la région périnéo-bulbaire (16 centimètres du méat) en un point où l'on sent parfaitement au toucher une sorte de virole indurée.

Du 15 au 30 janvier, tous les jours ou tous les deux jours, le matin pendant une heure, on laisse à demeure, une bougie de cire au contact du rétrécissement. Dès qu'elle est retirée, chaque fois on essaye, mais en vain, de franchir le point rétréci avec des bougies fines des formes les plus variées.

A partir du 3 février, on applique l'appareil à pression hydraulique, matin et soir pendant une heure, tous les jours.

Après six séances, le 6 février, n'étant arrivé à aucun résultat, on se décide à pratiquer l'urétrotomie externe sans conducteur. Celle-ci est faite le 8 février ; la recherche et la découverte du bout postérieur sont relativement peu longues, puisqu'elles durent à peine une heure.

Le malade est aujourd'hui complètement guéri ; son canal admet les bougies Béniqué n°s 42 et 43.

Dans ce cas, le seul du reste, notre procédé a échoué de même que les bougies de cire. On ne doit pas s'en étonner quand on songe aux graves lésions de l'urèthre produites par les traumatismes. Ce cas n'était justiciable que de l'urétrotomie externe, qui a d'ailleurs été pratiquée.

Quant au fait suivant, il est tout à fait concluant, puisque là encore il s'agit d'un rétrécissement traumatique.

Observation III

Rétrécissement traumatique datant de dix-huit mois, demeuré infranchissable après un mois de tentatives par les bougies et les sondes d'argent fines, franchi après deux applications de cinq minutes de la pression hydraulique.

F..., Alphonse, 15 ans et demi, entre le 3 janvier 1882 à l'hôpital

Necker dans le service de M. le professeur Guyon, salle Saint-Vincent, n° 9.

Cet enfant a été écrasé par une roue de voiture au mois de mai 1880. Les renseignements qu'il nous fournit à cet égard ne sont pas très précis, cependant les suivants semblent parfaitement exacts :

Urétrorrhagie immédiatement après l'accident ; elle dure deux ou rois jours et pendant ce temps l'urine est également teintée de sang. Aucune difficulté de la miction : aucun cathétérisme n'a été tenté tout d'abord.

Il serait alors, dit-il, resté cinq à six semaines dans son lit, mais il ne paraît pas avoir eu de fracture appréciable du bassin, car on n'en retrouve aucune trace par le toucher rectal.

Trois mois après l'accident, phénomènes de rétention complète ; un médecin essaye inutilement d'introduire dans la vessie des sondes de divers calibres. A la suite de ces tentatives de cathétérisme, le petit malade peut uriner par un jet très fin.

De temps en temps, depuis lors, rétentions passagères durant douze à quinze heures au plus, et cédant toujours à une tentative de cathétérisme avec une sonde d'argent de moyen calibre (Nous disons *tentative*, car nous pensons que le petit malade, bien qu'il l'ait cru, n'a jamais franchi son rétrécissement). En l'interrogeant avec soin, on apprend en effet, que l'urine coulait entre l'instrument métallique et les parois de l'urèthre : il pratiquait donc une sorte de cathétérisme appuyé. Du reste, un jour que nous le priâmes de répéter devant nous la manœuvre à laquelle il se livrait, nous constatâmes parfaitement que le bec de l'instrument qu'il croyait avoir fait pénétrer dans sa vessie était simplement arrêté et butté au-devant de la symphyse pubienne.

A son entrée à l'hôpital le 3 janvier, tous les explorateurs sont arrêtés à la région périnéo-bulbaire : on ne constate cependant par le toucher aucune induration en ce point. Les bougies collodionnées ne passent pas.

Pendant tout le mois de janvier, ces tentatives sont fréquemment réitérées, et restent toujours sans aucun résultat. Plusieurs fois, on se sert des petites sondes d'argent anglaises, mais sans plus de succès.

On n'arrive qu'à faire un peu saigner le canal et à provoquer de la douleur.

Le 9 février, vers neuf heures et demie du matin, on met en place le petit appareil à pression hydraulique. Au bout de cinq à six minutes, presque toute l'eau contenue dans l'entonnoir a passé dans la vessie du petit malade, ce qui le fait notablement souffrir. Immédiatement, sans démonter l'appareil, on détache seulement l'entonnoir et on l'abaisse au-dessous du niveau du lit ; le tube de caoutchouc et la sonde, faisant alors l'office de siphon, vident facilement la vessie. On essaye inutilement de franchir le rétrécissement avec une petite bougie.

Le soir, à cinq heures, on recommence et le même phénomène se reproduit. On enlève de suite l'appareil et on passe alors facilement une bougie n° 4 qu'on fixe à demeure.

Le 12 février. — On remplace la bougie n° 4 par une autre (n° 6) qu'on laisse également à demeure.

Le 16 février. — Bougie n° 7 à demeure.

A dater de ce jour, on dilate régulièrement et progressivement le petit malade tous les deux jours, en gagnant un numéro à chaque séance.

Cependant à la fin de février, on est arrêté, et au lieu de gagner, on perd du terrain, si bien qu'après avoir passé une bougie n° 12, on ne peut plus passer la fois suivante qu'un n° 10.

En présence de ce fait, M. le professeur Guyon décide de faire l'urétrotomie interne le 4 mars ; celle-ci est pratiquée sans difficulté à l'aide d'une lame n° 19. Sonde à bout coupé n° 14 à demeure pendant trois jours.

Quand on la retire, l'enfant urine bien, à plein canal.

Le 16 mars. — On commence la dilatation par les bougies n°s 14 et 15, qui passent facilement.

On continue ainsi jusqu'au 30 mars (bougie n° 21) ; le petit malade quitte alors l'hôpital, où il revient de temps en temps se faire passer des bougies.

Il est bien évident que, dans ce cas, la difficulté du cathétérisme tenait plus à une sorte de déviation du canal qu'à une véritable stricture cicatricielle : c'est ce qui explique le rapide passage du liquide dans la vessie. Aussi ne donnons-nous pas ce fait comme absolument concluant. Néanmoins, on doit considérer l'incontestable bénéfice qu'a retiré le petit malade de cette intervention, en aucun cas dangereuse.

Observation IV

Rétrécissement blennorrhagique datant de plusieurs années, franchi en une seule séance de trois quarts d'heure par la pression hydraulique, alors que six ou sept tentatives par les moyens ordinaires avaient échoué.

Le nommé G..., Charles, 46 ans, journalier, entre le 20 mars 1882 à l'hôpital Necker, dans le service de M. le professeur Guyon, salle Saint-Vincent, n° 5.

Cet homme raconte qu'il a eu une blennorrhagie (une seule) il y a une vingtaine d'années : elle aurait duré, paraît-il, assez peu de temps et n'aurait été suivie d'aucun écoulement chronique.

Depuis plusieurs années, il est très-long à uriner ; mais, c'est seulement depuis quelques mois que son jet d'urine qu'il avait vu d'ailleurs progressivement diminuer de volume est devenu extrêmement fin. La miction ne s'opère qu'au prix des plus grands efforts : depuis quatre à cinq semaines, incontinence diurne et nocturne.

Quand il entre à l'hôpital, il nous dit que depuis une huitaine de jours, plusieurs médecins et pharmaciens (?) ont vainement essayé de le sonder avec des instruments de formes et de calibres variés.

Le 20 mars, le soir de son entrée, tous les explorateurs à boule, même les plus fins, sont en effet arrêtés en arrière de la racine des bourses. Aucune bougie filiforme ne peut s'engager dans le rétrécissement.

Le lendemain, 21 mars, après que le malade a pris un grand bain tiède d'une heure de durée, M. le professeur Guyon essaye à son tour de franchir le point rétréci avec toute la série des fines bougies de gomme collodionnées, tortillées, coudées, en baïonnette... Aucun résultat. Il constate en outre que le malade vide très incomplètement sa vessie, laquelle remonte notablement au-dessus de l'arcade pubienne. Un bain tous les matins.

Le 22 et 23 mars. — Nouvelles tentatives infructueuses ; le canal saigne maintenant à chaque exploration. Un peu de fièvre dans la soirée du 23.

Le 24 mars. — Installation de l'appareil à pression hydraulique à neuf heures cinq minutes du matin ; on le retire à dix heures moins un quart, et immédiatement on peut passer une bougie en gomme n° 1 tortillée et collodionnée. Elle est de suite fixée à demeure.

Le soir, le malade a plus de fièvre que la veille (39°,2).

Le 25 mars. — La miction se fait parfaitement bien le long de la bougie à demeure; la température ne baisse pas (39°.4) le matin et le soir, malgré un gramme de sulfate de quinine et des sudorifiques.

Le 26. — La température tombe à 37°,8 le matin et 37°,2 le soir ; la vessie paraît se vider maintenant complètement.

L'état général se maintient excellent jusqu'à l'urétrotomie interne qui est pratiquée le 31 mars. Dilatation consécutive facile. Exeat le 22 avril (Béniqué n° 44).

Ce malade a eu, il est vrai, de la fièvre pendant les deux jours qui ont suivi l'application de l'appareil par simple pression hydraulique. Mais, on remarquera que cette fièvre avait débuté le 23 dans la journée, la veille par conséquent de l'opération. Il ne serait donc pas juste de l'imputer à cette dernière ; on doit plutôt la rattacher aux tentatives répétées, faites inutilement les jours précédents, et qui chaque fois provoquaient une petite hémorrhagie du canal.

Du reste, le thermomètre a baissé notablement au bout

de deux jours que le malade avait sa bougie à demeure. Il faut noter que cet abaissement de la température a coïncidé avec l'évacuation complète de la vessie, qui à dater de ce jour s'est bien vidée.

Observation V.

Rétrécissement blennorrhagique datant de plusieurs années, ayant résisté à plusieurs tentatives de cathétérisme avec les bougies filiformes, franchi après une seule séance (40 minutes) de pression hydraulique.

P....., Aubin, 35 ans, ajusteur, entre le 25 mars 1882 à l'hôpital Necker dans le service de M. le professeur Guyon, salle Saint-Vincent n° 16.

Première blennorrhagie, à l'âge de 20 ans, qui dura au moins un an. Seconde blennorrhagie, à 25 ans, traitée par des injections qui déterminèrent de la rétention d'urine (?). C'est deux ou trois ans après cette deuxième uréthrite qu'apparurent les premières difficultés de la miction ; celles-ci allèrent en augmentant jusqu'en 1876, époque à laquelle le malade vint à Necker consulter M. Désormeaux. On le traita alors par la dilatation progressive, et on lui passa des bougies de gomme élastique jusqu'au numéro 17. Arrivé à ce numéro, il ne continua pas à venir se faire dilater ; il se contenta de se passer lui-même une bougie de loin en loin. Mais depuis plus d'un an, il n'a rien pu introduire dans son canal ; il croit que la dernière bougie dont il se soit servi portait le n° 6 ou 7.

C'est surtout depuis cette époque que divers symptômes qui s'étaient manifestés depuis longtemps déjà (rétention, incontinence, cystite...) se sont notablement accentués.

Actuellement, il n'urine plus que par gouttes, quelquefois par un jet très fin et bifurqué. Les mictions sont extrêmement pénibles, parfois très fréquentes (toutes les dix minutes par exemple) d'autres fois au contraire très espacées (il lui est arrivé de rester 15 ou 20 heures sans uriner).

Le 20 et le 23 mars, il vient à la consultation de la salle Saint-Vincent, et on essaie vainement avec les bougies fines collodionnées ou en baleine de franchir le rétrécissement qui siége à la région périnéo-bulbaire. Dans l'intervalle, on lui prescrit de prendre un bain tous les matins.

Le 25 mars. — Il entre à l'hôpital, et le soir de son entrée une troisième tentative reste aussi infructueuse que les deux premières.

Le 26 mars. — On le laisse reposer et on l'envoie au bain, mais le 27, M. le professeur Guyon fait un nouvel essai ; le rétrécissement reste absolument infranchissable aux bougies tortillées, en baïonnette ou autres, qui ne semblent même pas s'engager.

Le 28 mars. — A dix heures précises du matin, on installe le petit appareil hydraulique. A dix heures quarante minutes, on le retire et on introduit dans le canal une bougie n° 2 tortillée et collodionnée : immédiatement, celle-ci franchit le rétrécissement. On la fixe à demeure, et dans la journée, le malade urine le long de cette petite bougie, assez difficilement d'ailleurs.

Le 29 et le 30 mars. — Le malade garde sa bougie à demeure et semble vider complètement sa vessie, ce qui n'avait pas lieu avant l'introduction de la bougie.

Le 31 mars. — La bougie à demeure est remplacée par une bougie armée, à l'aide de laquelle on pratique l'urétrotomie interne. Sonde à bout coupé n° 15 à demeure pendant quarante-huit heures.

La dilatation est commencée le 9 avril et est continuée jusqu'au 17, jour où le malade quitte l'hôpital, son canal admettant facilement la bougie Béniqué n° 42.

Observation VI

Rétrécissement blennorrhagique datant d'un an au moins ; plusieurs tentatives de cathétérisme infructueuses; une seule séance (trois quarts d'heure) de pression hydraulique suffit pour le franchir.

Le nommé F...., Étienne, 37 ans, fruitier, entré le 18 mars 1882 à l'hôpital Necker dans le service de clinique chirurgicale de M. le professeur Trélat, salle Saint-Pierre n° 5.

Cet homme est envoyé à l'hôpital avec le diagnostic : rétrécissement de l'urèthre *infranchissable*.

Il dit avoir eu, à l'âge de 26 ans, une blennorrhagie qui ne dura que deux mois à peine. Trois ans après, il y a donc actuellement huit ans, seconde blennorrhagie, plus longue à guérir que la première. Pendant plus de quatre mois, l'écoulement resta purulent, puis au bout de ce temps devint séreux ; il persista ainsi à l'état de goutte matinale pendant plusieurs années.

C'est depuis un an qu'il s'est surtout aperçu de la diminution graduelle du volume de son jet d'urine. Les efforts pour uriner sont parfois considérables. Les mictions sont devenues de plus en plus fréquentes et de moins en moins abondantes. Jamais de rétentions même passagères ; du reste, il semble suffisamment vider sa vessie quoique son jet soit extrêmement fin.

L'exploration du canal méthodiquement pratiquée à l'aide des explorateurs à boule permet de reconnaître à la région bulbaire l'existence d'un rétrécissement, qui n'admet aucun instrument, les bougies les plus fines y sont arrêtées et ne peuvent le franchir.

Pendant quelques jours, on laisse reposer le malade, en lui faisant prendre des bains fréquents et prolongés. Puis on recommence les tentatives de cathétérisme. Du 18 au 30 mars, à quatre reprises différentes, M. le professeur Trélat et son chef de clinique, le docteur Campenon, essaient inutilement de franchir le rétrécissement. Chaque séance n'est pas prolongée au delà de dix à quinze minutes et est faite à l'aide de bougies de gomme filiformes.

Le 30 mars, à neuf heures quinze minutes, une sonde à bout coupé est introduite dans l'urèthre jusqu'au contact du rétrécissement et celui-ci est soumis à la pression hydraulique.

Après quarante-cinq minutes d'application, à dix heures précises on retire l'appareil et on essaye de franchir le rétrécissement avec une bougie filiforme contournée en spirale. Après quelques tâtonnements, celle-ci passe sans aucune difficulté, et on la fixe à demeure.

Le 31 mars et le 1er avril, on la laisse en place; le 2 avril, on la retire et on commence la dilatation progressive à l'aide des bougies nos 3 et 4.

Le 4 avril, on passe facilement les bougies nos 4 et 5.

Le 6 avril, bougies nos 5 et 6r

Le 8 avril, nos 6 et 7. Ce jour-là, le malade est obligé de quitter l'hôpital pour quelques jours, dit-il. Il promet de revenir pour que l'on continue la dilatation. Nous ne l'avons pas revu.

Observation VII

Rétrécissement blennorrhagique datant de plus de trente ans; insuccès de plusieurs tentatives pour passer une bougie filiforme; une seule séance (3/4 d'heure) de pression hydraulique suffit pour le franchir.

C..., Jean, 59 ans, journalier, entre le 14 avril 1882 à l'hôpital Necker, dans le service de M. le professeur Guyon, salle Saint-Vincent, n° 11.

Blennorrhagie (la seule) à l'âge de 24 ans, en 1845, dont la période aiguë a été guérie en trois semaines par les balsamiques, mais qui a persisté pendant plusieurs mois à l'état de goutte militaire.

Quatre ou cinq ans après, premières difficultés d'uriner; le jet devient mince et de peu de portée. Pendant une dizaine d'années, de temps en temps après des excès, les mictions deviennent extrêmement pénibles et sont alors suivies de l'écoulement de quelques gouttes sanguinolentes.

En 1853, à l'hôpital du Midi, on lui fait la dilatation avec des bougies en gomme pendant trois ou quatre semaines et, durant plusieurs années, il se croit complètement guéri.

Mais peu à peu les symptômes du rétrécissement reparaissent, et en 1869, le malade entre à l'hôpital Necker dans le service de M. Désormeaux, qui lui fait la dilatation avec les bougies Béniqué. Cette fois encore la guérison persiste pendant quatre à cinq ans.

A partir de 1875 ou 1876, les mictions redeviennent difficiles, mais non douloureuses ; le jet d'urine s'amincit progressivement. C'est seulement depuis deux à trois mois que les envies d'uriner sont fréquentes (deux ou trois fois par heure) et que les mictions sont douloureuses et quelquefois sanglantes à la fin.

Actuellement, le malade dit qu'il est très long à uriner, en ce sens qu'il faut deux ou trois minutes d'efforts et quelquefois davantage, avant la sortie du premier jet d'urine ; celui-ci est très fin, tortillé, formant gerbe, de faible projection. La miction ne s'opère même parfois que goutte à goutte.

Cet homme se présente pour la première fois à la consultation de la salle Saint-Vincent le mardi 11 avril : de suite, il nous dit qu'il est porteur d'un rétrécissement que depuis quinze jours plusieurs médecins, en ville, ont vainement essayé de franchir.

En effet, tous les explorateurs à boule sont arrêtés en un point de la région bulbaire, dans lequel on ne peut même pas engager les bougies les plus fines. Après dix à douze minutes de tentatives, le canal saignant un peu, on conseille au malade de revenir dans quelques jours après avoir pris un bain tiède et prolongé tous les matins ; tisanes, lavements, repos absolu...

Le vendredi 14, C... revient à l'hôpital Necker ; il nous raconte qu'il a eu un peu de fièvre le soir de son exploration, mais qu'il a suivi exactement les prescriptions qu'on lui a faites.

Nouvelles tentatives infructueuses pour franchir son rétrécissement ;

les bougies collodionnées ou de baleine ne semblent même pas s'engager ; le canal saigne.

On le reçoit à la salle Saint-Vincent, et le soir même, vers cinq heures, on le soumet pendant trois quarts d'heure environ à la pression hydraulique. Au bout de ce temps, on passe d'emblée une bougie n° 2 qu'on fixe à demeure.

Pendant deux jours (le 15 et 16 avril), il garde cette bougie, le long de laquelle il urine assez facilement.

On la retire le 17 avril ; elle n'est aucunement serrée, aussi passe-t-on aisément les bougies n°s 5, 6 et 7.

Les jours suivants, la dilatation se fait mal, de sorte que le 22 avril, M. le professeur Guyon pratique l'uréthrotomie interne. La sonde à demeure est retirée au bout de quarante-huit heures, le 24 avril et après quelques séances de dilatation, ce malade pourra quitter l'hôpital comme les autres, complétement guéri.

CONCLUSIONS

1° Tous les procédés imaginés jusqu'à ce jour pour franchir les rétrécissements uréthraux à l'aide des liquides sont abandonnés comme inefficaces, lents, difficiles ou dangereux à employer.

2° Le procédé de S. Thompson peut seul faire exception.

3° Le procédé par simple pression hydraulique, tel que nous l'avons décrit dans notre thèse, est exempt de tout danger et facile à employer.

4° Il a réussi *très-rapidement* six fois sur sept, n'ayant échoué que dans un cas de rétrécissement traumatique, contre lequel l'uréthrotomie externe seule devait être et a été employée.

5° Nous pensons donc qu'il doit être appliqué de suite à tous les rétrécissements, surtout blennorrhagiques, impossibles à franchir, sans réitérer des tentatives de cathétérisme souvent infructueuses et dangereuses.

BIBLIOGRAPHIE

Amussat. — Leçons cliniques sur les rétentions d'urine causées par les rétrécissements du canal de l'urèthre (recueillies par le Dr Petit). Paris 1832.

— Thérapeutique des rétrécissements de l'urèthre. Paris 1849.

Boyer. — Traité des maladies chirurgicales, 1824.

Brünnighausen. — Traité des maladies de la vessie et de l'urèthre, 1824.

Civiale. — Traité pratique des maladies des organes génito-urinaires, 1860.

Desault. — Traité des maladies des voies urinaires, 1797.

Dupuytren. — Leçons orales de clinique chirurgicale.

Ducamp. — Traité des rétentions d'urine, 1822.

Guyon. — Éléments de chirurgie clinique, 1873.

— Leçons cliniques sur les maladies des voies urinaires, 1881.

Martin (Éd.). — Traitement de quelques complications des rétrécissements de l'urèthre. Th. doct. Paris, 1875.

Moulin. — Nouveau traitement des rétentions d'urine et des rétrécissements de l'urèthre, 1834.

Morel-Lavallée. — Méthode de traitement des rétrécissements de l'urèthre. Paris, 1857.

Nélaton. — Pathologie chirurgicale. T. V. 1859.

Picard. — Maladies de l'urèthre, 1877.

Perrève. — Traitement des rétrécissements organiques de l'urèthre, 1847.

Phillips. — Maladies des voies urinaires, 1860.

Reybard. — Traité pratique des rétrécissements de l'urèthre, 1855.

Rodriguès. — Nouveau traité des rétrécissements de l'urèthre. Montpellier, 1843.

De Smet. — Des rétrécissements du canal de l'urèthre. Bruxelles, 1881.

Thompson. — Stricture of the urethra, 1858.

— Traité pratique des maladies des voies urinaires, 1881.

Sœmmering. — Traité des maladies de la vessie et de l'urèthre (traduct. Hollard). Paris, 1824.

Trye. — On morbid retentions of urine. Glocester, 1784.

Voillemier. — Maladies de l'urèthre, 1868.

Wattelet. — De la ponction de la vessie à l'aide de la ponction capillaire aspiratrice. Th. doct. 1872.

Imp. A. DERENNE, Mayenne. — Paris, boulevard Saint-Michel, 52.

www.ingramcontent.com/pod-product-compliance
Lightning Source LLC
LaVergne TN
LVHW020045170826
845678LV00001B/449

* 9 7 8 2 3 2 9 6 9 1 2 4 4 *